# UNE OBSERVATION DE RAGE

## AVEC ANNOTATIONS EXPÉRIMENTALES

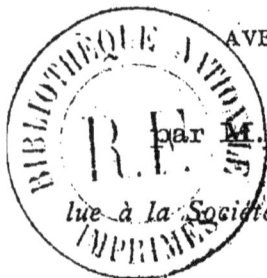

### par M. le Dr ARNAUD DE FABRE

*lue à la Société de Médecine de Vaucluse, dans la séance du*

*13 décembre 1882.*

Le 12 juillet 1882, j'étais appelé auprès de la femme Rose E..., âgée de 33 ans, revendeuse au marché d'Avignon. Son mari m'informait, hors de sa présence, qu'elle avait été mordue par un chien, un mois avant. Sur le chemin de hallage, dans l'île de la Barthelasse, elle vit un petit chien sortir des broussailles ; elle le caressa, et voulut le retenir dans son tablier. Le chien la mordit profondément au menton : elle repoussa l'animal, qui disparut. Il n'a pas été possible de retrouver les traces de ce chien, qui paraissait jeune, et ne portait pas de collier. (Dans le *Réveil du Midi,* du 1er septembre, on lit qu'un chien de forte taille, atteint d'hydrophobie, vient d'être abattu par un propriétaire de la Barthelasse. Y a-t-il eu transmission entre les deux chiens ? la comparaison des dates ne rend pas la chose impossible).

Revenue à la ville, Rose E... n'accepta pas d'être cautérisée. La plaie avait beaucoup saigné ; elle fut longue à se cicatriser.

La malade aurait éprouvé ensuite plusieurs émotions: une femme lui fit le récit d'un cas de rage qui l'impressionna fortement ; elle m'a dit avoir eu une vive contestation pour des marchandises ; elle a eu aussi l'idée qu'on lui avait jeté un sort.

A ma première visite, elle me raconte qu'elle a eu froid le dimanche, ses vêtements ayant été mouillés par la pluie. Elle s'est sentie malade le lendemain ; elle avait de la peine à respirer et ne pouvait pas avaler.

Je la trouve le mercredi 12, à 6 heures du soir, debout dans sa chambre, sans fièvre, accusant une légère douleur vers l'oreille droite, la tempe et le cou du même côté. L'examen du gosier ne montre que deux ou trois taches rouges insignifiantes, à la paroi postérieure du pharynx. Rougeur très légère au-dessus de la cicatrice du menton, qui a été le siège de tiraillements depuis quelques jours. Elle me dit qu'elle a de la peine à respirer, qu'elle étouffe, qu'elle ne peut pas avaler. Rien à l'auscultation des poumons, si ce n'est que la respiration paraît comme gênée dans son rhythme et dans son ampleur ; léger bruit de souffle à la base du cœur. Je dis à la malade de boire : elle approche sans aucune hésitation une tasse de ses lèvres, le liquide est introduit dans la bouche ; mais au moment de la déglutition, soupir, effort, sensation d'angoisse extrême : très peu de liquide est avalé ; une dyspnée convulsive suit immédiatement. Les autres fonctions ne présentent rien de particulier ; le facies a une expression de douceur qui est habituelle chez cette femme, de tempérament lymphatico-nerveux, sans maladie antérieure.

Je pense d'abord à une hydrophobie nerveuse et non rabique, mais vu la possibilité d'un diagnostic plus grave, je demande une consultation avec M. le docteur Carre, qui a eu, je ne dirai pas la bonne fortune, mais les occasions cliniques d'appliquer ses éminentes qualités d'observateur dans plusieurs cas de rage. En attendant, potion avec 2 grammes d'hydrate de chloral. Nous voyons ensemble la malade, à 8 heures du soir ; elle avale un peu moins difficilement ; le pouls est plus plein ; les bruits du cœur sont éclatants. Prescription : lavement avec 4 grammes de chloral.

Le 13 au matin, la malade n'a pas dormi : 66 pulsa-tions, 20 respirations ; température axillaire 37°7 ; les symptômes du côté du pharynx et les symptômes res-piratoires sont les mêmes. De temps en temps la malade s'agite, dit qu'elle étouffe : lavement avec 5 grammes de chloral. A midi, injection sous-cutanée d'un peu moins d'un centigramme d'azotate de pilocarpine : légère sueur, faible salivation ; un moment de dyspnée très pénible, un quart-d'heure après l'injection Dans l'après-midi, le lavement de chloral est mêlé à du bouillon ; pas de modification de la maladie. A 6 heures du soir, nou-velle injection d'un peu plus d'un centigramme d'azotate de pilocarpine. Bientôt le pouls s'accélère à 104, pa-roxysme du syndrome pathologique ; la malade déclare qu'elle n'a jamais été si fatiguée : les inspirations cour-tes, inégales, avortées, se succèdent rapidement ; sali-vation très abondante, puis sueur notable. Rose est contente de voir ce flux salivaire ; elle espère que la ma-ladie cèdera bientôt ; elle n'avale pas plus facilement après, la langue est devenue moins blanche.

Le 13, à 8 heures du soir, Rose E... est assise dans l'attitude de la fatigue. Sur mes instances elle essaye d'avaler une cuillerée d'eau et de vin, elle approche avec lenteur la cuiller des lèvres ; la déglutation brus-quement exécutée s'accompagne des inspirations cour-tes, suspirieuses : elle dit sentir à ce moment-là des crampes dans les doigts et des tiraillements douloureux dans les orteils, pouls à 92, yeux cernés ; elle s'irrite contre son mari qui l'engage à s'efforcer de boire, et menace de lui jeter l'écuelle à la tête ; elle désire boire et non manger, dit-elle, elle a soif. Frictions d'onguent napolitain à la nuque et à la partie latérale du cou, lave-ment avec 5 grammes de chloral ; bruit de souffle à la base du cœur, à gauche, au 1er temps. La malade n'a pas mangé ni dormi depuis trois jours, elle a des bruits dans les oreilles, elle redoute la nuit prochaine, elle s'é-touffe quand elle va s'endormir ; le moindre courant d'air, une fenêtre ouverte dans la pièce voisine ramène le spasme respiratoire.

Le 14, même état. Des pulvérisations d'une solution concentrée de bromure de potassium, très rationnellement proposées par M. le docteur Carre, ne sont pas tolérées, malgré la bonne volonté de la malade. A midi, injection sous-cutanée d'un quart de milligramme d'azotate d'aconitine cristallisée de Duquesnel (I). La malade me paraît un peu mieux à 5 heures ; elle a mangé deux poires et bu deux gorgées au bol. A 6 heures, injection d'un quart de milligramme, plus une fraction d'azotate d'aconitine, la malade demeure calme après l'injection, je le constate en prolongeant mon séjour auprès d'elle. Le soir, à 9 heures, on m'appelle en grande hâte, l'agitation vient de se renouveler. Rose E... a été contrariée parce que son mari doit reprendre son service de l'octroi à minuit. J'arrive, elle prend une cuillerée de ma main, mais aussitôt se précipite en avant, avec un cri effrayant : violente attaque de dyspnée, une injection d'un centigramme de chlorhydrate de morphine amène du calme.

Le 15, au matin, on m'appelle de nouveau, la malade n'a pas dormi ; une nouvelle injection de morphine amène un peu d'apaisement. A 9 heures du matin, les mains et les pieds sont froids, le visage vultueux. A 11 heures 1[2, injection à l'avant-bras de deux centigrammes et demi de Curare (II), calme après. A une heure, le calme continue, la malade a bu du sirop de gomme ; elle cause et rit dans le courant de l'après-midi, parlant avec volubilité. Vers 5 heures 1[2, la scène change ; après une période d'affaissement général de quelques minutes, survient une agitation extrême. R... saisit violemment le bras de son mari, porte les ongles vers ses yeux, cherche à mordre; il devient nécessaire de l'attacher ; elle délire en vociférant et en injuriant des personnes absentes. Elle répond encore par oui et par non à mes questions ; tremblement passager des bras, la sensibilité de la peau au pincement est conservée ; elle avale avec peine quelques gouttes de sirop de gomme, une cuiller d'étain assez épaisse est tordue entre ses dents ; il y a un vomissement bilieux, puis des régurgitations qui provoquent encore faiblement le spasme respiratoire. La malade présente alors un état d'algidité et de cyanose généralisées, qui est une image frappante de l'état cholérique ; elle succombe dans la soirée.

En résumé : marche progressivement croissante de la maladie pendant 6 jours, développement lent des divers symptômes de la rage dont nous avons pu, M. Carre et moi, bien saisir certains détails ; les irradiations sensitives reflexes dans les doigts et les orteils : le début du spasme respiratoire à l'instant précis de la déglutition pharyngienne (ou deuxième temps de la déglutition); il y a eu amendement d'une certaine durée par l'aconitine cristallisée, par le curare, par la morphine ; exacerbation provoquée par la pilocarpine ; confiance très grande de la malade en sa guérison jusqu'au 15 au matin, où demandant à me parler en particulier, elle me fit entendre ces émouvantes paroles : « Si je dois devenir enragée, faites que je meure. »

Le caractère agressif du délire terminal s'était laissé pressentir la veille. La malade me dit le soir : « Faites-moi boire, faites-moi respirer », et elle frappa de la paume de la main sur sa cuisse, avec une brusquerie et une violence qui me surprirent, après sa causerie simple et confiante de la journée.

Cette observation, dont je ne me dissimule pas toutes les lacunes, soulève naturellement plusieurs questions. S'agit-il d'une hydrophobie nerveuse par émotion morale? ou d'une myélite, circonscrite d'abord à la région cervicale, et envahissant le cerveau dans sa phase ultime? Est-ce la rage déterminée par la morsure d'un chien enragé? Cette dernière interprétation me paraît la vraie : elle est conforme à la symptomatologie et à l'évolution de la maladie, mais le critérium scientifique désirable n'a pu être établi. Dans l'état actuel de nos connaissances, ce critérium me paraît résider, d'une part, dans la constatation de la maladie de l'animal agent de transmission ; d'autre part, dans la transmission expérimentale effectuée du malade à un animal bien portant. Quant au premier point, le chien certainement très suspect est en réalité demeuré inconnu ; quant au second, l'expérience qui va suivre n'est pas décisive, elle me paraît toutefois avoir une valeur, et apporter une donnée dans une classe de phénomènes encore relativement peu étudiée, je veux parler de l'action toxique lente, de diverses substances organiques. (III)

### EXPÉRIENCE D'INOCULATION SUR UN LAPIN

Le 13 juillet au soir, un quart-d'heure après avoir été recueilli, le liquide salivaire de la malade est introduit par une petite incision, dans le tissu cellulaire sous-cutané d'un lapin, près de l'épaule gauche. Pendant les jours suivants, l'animal strictement isolé et bien soigné, boit, mange et a son allure ordinaire ; la plaie s'est fermée le deuxième jour et présente une petite croûte.

Le 20 au matin, il refuse de boire et de manger, une tumeur ovalaire du volume d'un haricot, s'est formée de chaque côté de la plaie, avec coloration rosée de la peau. La respiration est ralentie, l'animal gratte le sol, il boit le soir et mange des pelures de poire et des graines de chanvre.

Le 21 au matin, il essaye de mordre sur du pain et s'arrête, ne prend pas de graines, ne boit pas : hoquets fréquents, plusieurs par minute, respiration ralentie (18 par demi-minute), souvent profonde ; quelquefois un craquement muqueux trachéal, il se tient immobile, la tuméfaction du dos n'est plus rosée, elle n'est pas chaude. Il mange peu le soir (son, graines).

Le 21 au soir, examen microscopique du sang de l'artère auriculaire, fait avec des précautions minutieuses : flambage de la lancette, lamelles neuves et nettes, transport rapide, pas d'addition de liquide ; objectifs 3 et 6, oc. 3, Nachet.

A première vue, j'aperçois vaguement un corpuscule mobile, qui déplace les globules sanguins ; j'en trouve de plusieurs côtés : dix environ dans un champ du microscope. Dans l'intervalle laissé libre par des globules écartés, je vois nettement ce corpuscule assez difficile à observer dans ses détails. C'est un vibrion très agile que j'observe pendant plus d'un quart-d'heure : son corps très mince, de la longueur de deux globules rouges environ, présente deux ou trois ondulations ; une extrémité antérieure est moins ondulée que l'autre, qui forme dans les mouvements une large boucle non fermée. Dans son épaisseur, il est homogène, il ressemble au vibrio undula figuré dans les belles planches de l'ouvrage de M. de Fromentel, sur les infusoires (1), mais ne lui est pas identique. Je crois pouvoir garantir l'exactitude de mon observation, que j'ai répétée, non sans me tenir en garde contre les causes d'illusion d'optique.

Le 22, je vois une quinzaine de vibrions dans un champ. L'extrémité moins ondulée est notée sur trois vibrions qui se débattent dans une baie de sérum, ils paraissent fixés par cette extrémité.

Le 25, par une incision directe, j'examine la tuméfaction du tissu cellulaire sous-cutané : pas de suppuration, vibrions dans le sang recueilli ; un fragment de tissu, extrait du fond de la plaie, montre des leucocytes granuleux adhérents à du tissu conjonctif.

Le 26, quinze vibrions dans un champ. Leurs dimensions n'ont pas changé ; le lapin mange mieux.

Le 30, les deux indurations sous-cutanées ont disparu ; l'épanchement sanguin de l'incision du 25 s'est presque entièrement résorbé ; diminution des vibrions, évalués à 8, dans le champ le plus peuplé.

L'animal en expérience a son allure normale. Dans le courant de la première quinzaine d'août, il se forme en arrière de la tumeur précédente une nouvelle tumeur arrondie, de consistance demi-molle ; l'animal maigrit de nouveau, mais les poils qui étaient tombés en plusieurs places du dos ont repoussé.

Le 13 août au matin, le lapin marche péniblement, il

---

(1) *Études sur les microzoaires.* Paris, G. Masson, 1876.

traîne les pattes de derrière, puis celle de devant du côté gauche ; il mange un peu le soir.

Le 14, je trouve un ou deux vibrions dans un champ, dans le sang de l'artère et dans celui de la veine auriculaire ; le lapin reste couché sur le côté pendant deux jours, la respiration lente, les battements du cœur forts, l'œil vif ; quand il se remue, il le fait par secousses convulsives. Je constate un tremblement clonique du membre antérieur, des grincements de dents à plusieurs reprises, la température périphérique est très abaissée ; il est trouvé mort le 16, en rigidité cadavérique, l'œil encore brillant.

L'examen ophthalmoscopique pratiqué l'avant-veille, avait montré une coloration de la papille moins blanche qu'à l'état normal, avec trace de réseau capillaire à son centre.

Autopsie. — Poumon congestionné, mais non hépatisé, du côté où l'animal était couché, pulpe verdâtre dans l'estomac, matières fécales dans l'intestin, vessie distendue ; rien de particulier dans les centres nerveux et les autres viscères ; à l'exception du foie qui présente à sa surface de courtes traînées sinueuses blanchâtres, ayant les caractères de la dégénérescence amyloïde, pas de vibrion dans la sérosité pleurale, ni dans le sang des ventricules du cœur, ni dans l'urine. Les ganglions lymphatiques de l'aîne, de l'aisselle, cervicaux, poplités, sont hypertrophiés, et ces derniers hyperhémiés ; une masse de consistance caséeuse existe au dos, circonscrite, formée de leucocytes sans noyau.

Il y a eu, dans ce cas, septicémie avec vibrions dans le sang ; les symptômes morbides ont coïncidé avec le développement de la première masse indurée qui s'est résorbée ; il s'en est formé une seconde qui s'est ramollie, tandis que le nombre des vibrions diminuait ; il y a eu alors anémie globulaire progressive, avec augmentation des globules blancs. Les vibrions que j'ai observés pendant un mois, n'ont paru jouer le rôle que d'un épiphénomène : leur petit nombre relatif, leur diminution coïncidant avec le dépérissement de l'animal, justifient cette manière de voir.

Le microbe de la salive, décrit et cultivé par M. Pasteur, n'est pas un vibrion (1). M. le professeur Vulpian, dans ses expériences sur la septicémie par la salive normale, n'ayant pas observé la présence des vibrions chez le lapin vivant (2), je dois mieux préciser les conditions dans lesquelles j'ai opéré : injection de la salive recueillie chez la malade au moment de la salivation par la pilocarpine, faite sur un lapin de bonne apparence, présentant des traces de chute des poils, et qui avait subi quelques jours avant, une injection de sulfate de quinine.

Y a-t-il là un ensemble de conditions nécessaires ? C'est à l'expérimentation à répondre.

---

(1) *Bulletin de l'Académie de médecine,* 25 janvier 1881.
(2) *Bulletin de l'Académie de médecine,* 29 mars 1881.

# NOTES

## I

Dans nn mémoire lu, en 1878, à la Société de Médecine de Vaucluse, et basé sur une centaine d'expériences, j'étudiais particulièrement la zone dangereuse de l'action de l'aconitine cristallisée. Je constatais l'action sur le pharynx, les fonctions respiratoires, etc., de légères variations suivant l'espèce animale; l'action physiologique toujours en raison directe de la dose. J'en détache un passage d'une observation personnelle où sont consignés certains détails que je ne trouve pas dans l'excellent article aconitine du *Dictionnaire de thérapeutique*, de M. Dujardin-Beaumetz (1).

« Le 22 juillet, à midi, mon pouls étant à 66, je prends un granule d'aconitine cristallisée, de Duquesnel, je l'écrase sous les dents et je l'avale : immédiatement, je perçois la saveur du sucre; *au bout d'une minute*, sensation de grattement vers l'épiglotte, déglutitions répétées qui deviennent incessantes, et qu'à un moment donné ma volonté ne peut plus maîtriser, en même temps salivation et expuition ; légère toux laryngienne, une nausée, éructations fréquentes, larmoiement et injection des yeux ; picotement vers la pointe de la langue sur une certaine étendue, l'inspiration rapide de l'air y détermine une sensation analogue à celle qui accompagne l'ingestion d'une pastille de menthe. Au bout d'un quart-d'heure, 75 pulsations. Je me mets à table, je ne trouve pas de goût au potage, l'arrière fosse nasale perçoit cependant l'odeur du bouillon, le contact des tranches de pain réveille le fourmillement de la langue; du sucre, puis du sel déposés vers le bout de la langue sont perçus d'une manière obtuse, appétit. A 5 heures, 60 pouls, le fourmillement lingual étant dissipé depuis longtemps, j'avale quelques gouttes d'une solution d'un granule dans quelques grammes d'eau : *une minute et demie après*, sensation désagréable du côté droit de l'épiglotte, déglutitions, éructations, larmoiement, pouls à 70, fourmillements vers la pointe de la langue, la lèvre supérieure; en diluant ce deuxième granule dans un quart de verre d'eau, je l'avale sans éprouver d'effet local sensible ; pouls à 60 et 62, dans la soirée, alors qu'il était la veille, à la même heure, à 67 et 70 ; la nuit sommeil interrompu ; bien-être au réveil.

(1) Paris, O, Doin, 1882.

## II

Je dois le Curare employé, à l'obligeance de M. le docteur Monier. M. Chapouen, ancien Consul de la République de l'Equateur, avait reçu ce curare de la main des Indiens ; soumise à l'expérimentation, la substance a présenté tous les caractères du curare, et au point de vue de la posologie, s'est placée au deuxième rang parmi les diverses catégories distinguées par MM. Voisin et Liouville (1).

J'ai noté de plus, parmi les effets physiologiques :

1º Une diminution notable de l'état tétanique déterminé chez l'anguille par les courants d'induction forts, à intermittences rapides ;

2º L'arrêt du cœur lymphatique ou caudal de l'anguille, précédé de l'affaiblissement simultané des contractions des cœurs sanguin et lymphatique (graphiques obtenus avec le cardiographe à paille, de M. Ranvier) ;

3º Chez un lapin curarisé, l'injection de citrate de caféine, dans la trachée, a excité la respiration et le cœur, et amené des mouvements convulsifs cloniques, comme s'il y avait eu antagonisme partiel.

Jusqu'à plus ample informé, le curare me parait moins susceptible d'être utilisé dans la thérapeutique de la rage, que l'aconitine cristallisée.

## III

— J'ai injecté sans inconvénient, sous la peau du lapin : 1º du lait filtré ; 2º de la chlorophylle ; 3º de la pulpe, de graines de soja hispida, très riche en substance protéique (graines données par M. le docteur Villars, secrétaire de la Société d'Agriculture de Vaucluse) ; 4º du bouillon de bœuf, dégraissé.

— L'injection sous-cutanée du vitellus d'un œuf de poule, chez un cobaye, a été suivie de frissons violents, prolongés, et de mort dans les 24 heures.

— J'ai observé un développement extrêmement abondant de vibrioniens, chez le pigeon, après l'insertion ou l'injection sous la peau, de l'enduit d'une flèche empoisonnée, rapportée de Ségou par M. Paul Soleillet.

Dans une des expériences : « Écoulement par la plaie d'un liquide d'aspect séro-purulent, qui est examiné au microscope : pas de globule, de pus, petits tronçons de fibres musculaires striées, dont quelques-uns à contenu granuleux ; très nombreux vibrioniens en forme de bâtonnet, mobiles sur place et

---

(1) *Études sur le Curare 1866*, Paris. V. Masson.

progressant par balancements : ce sont des bactéries; en outre vibrioniens beaucoup plus longs, sans articles (vibrio baccilus?), fragments rougeâtres provenant de l'enduit de la flèche ; la plaie répand une odeur fétide à distance. » Dans ces expériences, les animaux qui avaient reçu une forte dose d'enduit, sont morts au bout de quelques jours; je n'ai pas trouvé de vibrioniens dans le sang. Lésions locales inflammatoires [et gangréneuses.

———

Le liquide salivaire de la malade m'a montré des cellules d'épithélium et des leucocytes en petit nombre, des granulations brillantes insolubles dans l'éther. Le liquide s'est conservé sans altération apparente, dans un flacon, pendant quinze jours ; le nombre des granulations a augmenté. D'après des observations comparatives, faites sur ma propre salive, les granulations ont paru provenir de la désagrégation du corps et du noyau des éléments anatomiques (leucocytes et épithélium buccal), mais il est très probable qu'il y avait parmi elles des corpuscules germes, dont les travaux de M. Pasteur ont révélé la grande importance.

———

Un fait, à la date du 19 décembre, démontre que les vibrions n'ont été qu'un épiphénomène, très accentué, de la septicémie salivaire. Chez deux lapins *neufs*, dans le sang des vaisseaux de l'oreille, je trouve deux ou trois vibrions dans l'étendue de toute une préparation : aucun dans d'autres préparations.

Dans la couche superficielle de l'eau de l'abreuvoir, où des graines sont tombées accidentellement : bâtonnets oscillants et granulations brillantes. Est-ce là l'origine des vibrions ?

Le 21, un des lapins est trouvé mort, les viscères encore chauds, l'estomac distendu de matières alimentaires ; le sang du cœur ne présente aucun vibrion.

Le 28 décembre, chez le second lapin bien portant, en examinant trois préparations du sang, on compte dans un champ du microscope, le plus souvent zéro, parfois un, très rarement trois ou quatre vibrions.

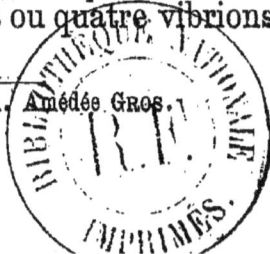

Avignon. — Imp. adm. Amédée Gros.

www.ingramcontent.com/pod-product-compliance
Lightning Source LLC
Chambersburg PA
CBHW050426210326
41520CB00020B/6762